TRAITÉ COMPLET

DE

PROTHÈSE DENTAIRE.

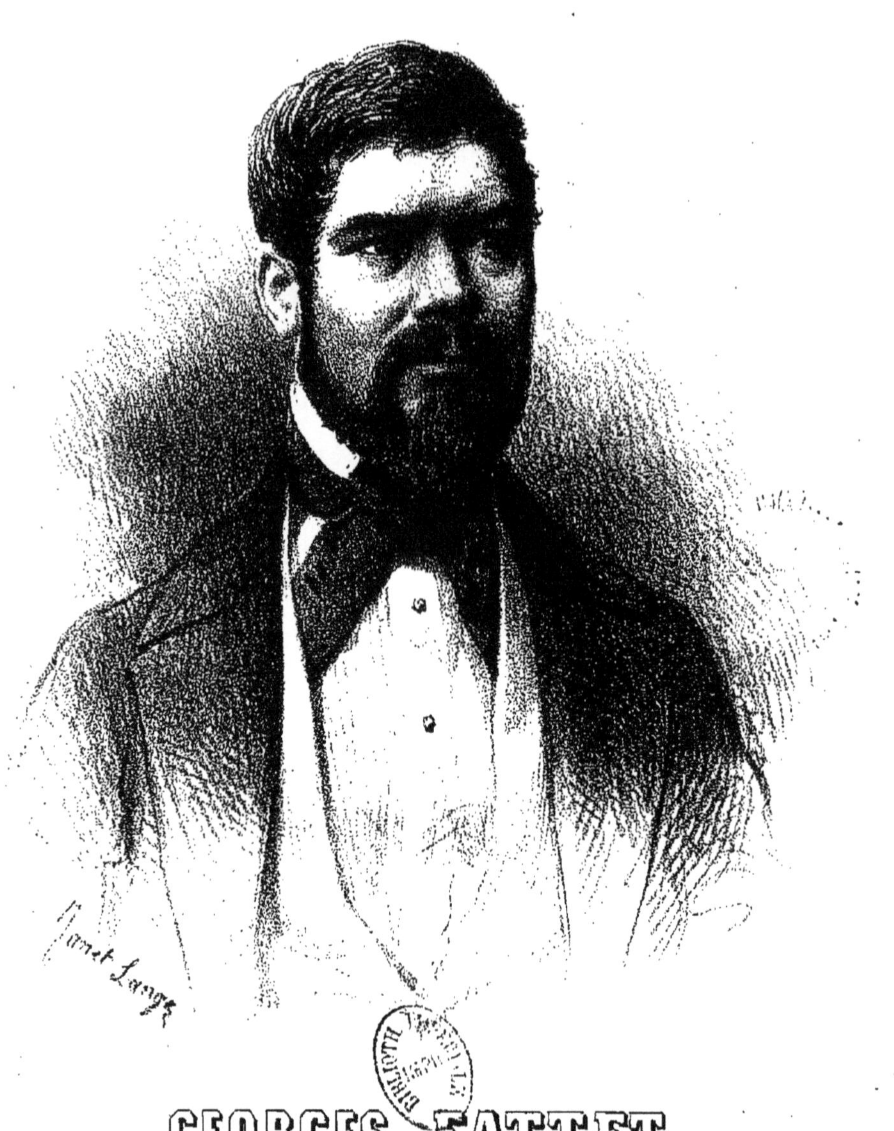

GEORGES FATTET,

Né à Tarare, le 14 Février, 1820.

TRAITÉ COMPLET

DE

PROTHÈSE DENTAIRE

à l'usage

DES ARTISTES, DES SAVANTS

ET DES GENS DU MONDE;

PRÉCÉDÉ

De l'Histoire de l'Art du Dentiste chez les Anciens, au moyen-âge
et dans les temps modernes,

ET SUIVI

D'UN APERÇU SUR LES DANGERS DES DENTS A PIVOT,
A RESSORTS ET A CROCHETS, ETC.,

Et sur l'heureuse et favorable influence des dents *sans crochets*, sur *la santé*,
la prononciation, la beauté et *la mastication*.

Par G. FATTET,

Professeur de prothèse dentaire, inventeur des dents artificielles sans
crochets et auteur de plusieurs ouvrages importants sur l'art du dentiste, etc., etc.

PARIS.

AU CABINET DU DENTISTE,

RUE SAINT-HONORÉ, 363,

ET CHEZ TOUS LES LIBRAIRES FRANÇAIS ET ÉTRANGERS.

1850.

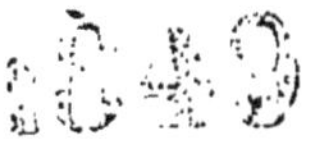

Impr. de Pommeret et Moreau, quai des Grands-Augustins, 17.

PRÉFACE.

Lorsqu'on porte ses regards vers le passé, quand surtout on s'arrête aux vingt dernières années qui viennent de s'écouler, on ne peut se défendre d'une admiration profonde, en présence de l'inventaire si riche des découvertes et des perfectionnements qui ont eu lieu dans les arts et dans les sciences. Le progrès est le fait dominant de notre époque : l'humanité semble obéir à une force instinctive et providentielle qui la pousse sans cesse vers le perfectionnement et la civilisation. Mais de toutes les découvertes qui, dans les sciences et dans les arts, attestent cette marche progressive de l'esprit humain, il en est une surtout qui, depuis quelques années, a marché à pas de géant et dépassé les espérances de ses zélateurs même les plus ambitieux. On devine qu'il s'agit de la prothèse dentaire ou odontotechnie.

Inscrite dans les annales de tous les peuples, et longtemps enlacée dans les liens de la routine, cette branche, l'une des plus importantes de l'art du dentiste, est entrée aujourd'hui dans une voie nouvelle, la plus fertile en résultats. Quand on compare le dessin que donne Fauchard des pièces qu'on exécutait de son temps à ce qu'on fait aujourd'hui, on a quelque peine à croire que des pièces aussi disparates et aussi dangereuses aient été exécutées, à des époques aussi rapprochées de nous, et on est surpris que la génération qui nous a immédiatement précédés se soit contentée de si peu.

A quelles douleurs, en effet, n'exposaient pas et la perforation de la racine dans laquelle devait s'opérer l'implantation du pivot, et l'emploi de ces tiges, crochets ou ressorts, dont le galvanisme est si dangereux pour l'économie, et la pression si destructive pour les gencives et les dents qui servent de point d'appui!

En présence de ces dangers et de ces inconvénients, il devenait tout à fait indispensable d'imaginer des procédés plus commodes et plus en harmonie avec les lois et les exigences de la nature. Ce n'est qu'après bien des essais, souvent réitérés, que je fus assez heureux pour découvrir un nouveau système de dents et dentiers solidement fixés dans la bouche sans ressorts, pivots, ni crochets, et imitant les dents naturelles au point de tromper l'œil le plus pénétrant et le mieux exercé.

J'ai donc cru être agréable au public en consignant cette importante découverte, dont le succès a depuis longtemps dépassé mes espérances, dans un Traité spécial destiné tout à la fois aux savants, aux médecins et aux gens du monde.

Pour faciliter les recherches, j'ai divisé mon livre en deux parties principales, subdivisées elles-mêmes en plusieurs chapitres, et précédées d'une Introduction sur l'histoire de l'art du dentiste chez les anciens, au moyen-âge et dans les temps modernes.

La première partie traite principalement de la funeste influence de la perte des dents sur la santé, la beauté et la prononciation, des dangers de l'emploi des dents à pivots, à ressorts, etc., etc., ainsi que des diverses substances tour à tour proposées pour la fabrication des pièces artificielles.

La seconde partie est spécialement consacrée à mon nouveau système dentaire, et aux immenses avantages qu'il présente pour la durée, l'utilité, la prononciation et la mastication.

Par la nature et la variété des documents qu'il renferme, ce livre s'adresse tout à la fois aux dentistes, aux savants et aux gens du monde.

Les premiers y trouveront l'histoire

de leur art, de ses progrès, l'exposé des doctrines des plus célèbres dentistes, et des innovations à introduire dans la prothèse dentaire. Les gens du monde y verront une preuve des progrès immenses qu'a faits de nos jours l'art du dentiste, et les travaux sérieux qu'il nécessite de la part de celui qui veut l'exercer avec succès et conscience.

TRAITÉ COMPLET

DE

PROTHÈSE DENTAIRE.

§ I.

HISTOIRE DE L'ART DU DENTISTE

CHEZ LES ANCIENS.

Inhérente à l'esprit humain, et inscrite dans les annales de tous les peuples, l'origine de l'art du dentiste se perd dans la nuit des temps. On trouve des vestiges de cet art chez les Grecs, chez les Hébreux et les Égyptiens. Hippocrate, qu'on regarde à juste titre comme le père de la médecine, nous a transmis, sur plusieurs opérations odontotechniques des détails fort intéressants.

Quoique ce célèbre médecin soit le

premier qui parle positivement de l'extraction dentaire, il est juste toutefois de
reconnaître qu'il ne se déclare point partisan de cette opération, toujours douloureuse et parfois si dangereuse : il ne
la juge nécessaire pour les dents douloureuses que lorsqu'elles sont cariées ou
vacillantes. Aussi, pensait-il que toutes
les personnes pouvaient employer les
instruments destinés à cette opération,
la manière de s'en servir étant tout à la
fois simple, facile et exempte de tous
inconvénients.

Si les dents étaient ébranlées dans une
fracture de la mâchoire, Hippocrate
conseillait de les attacher avec un fil d'or
ou de soie : c'est le seul cas qu'il indique de l'emploi des fils pour maintenir

et fixer les dents. Toutefois, il est probable que ce moyen était déjà assez employé dans l'Antiquité pour être le sujet d'un amendement à l'article onzième des douze Tables, ainsi conçu : « Vous ne jetterez point d'or sur le bûcher; cependant vous pourrez brûler les morts avec l'or qui lie ses dents sans manquer à la loi. » L'existence de ces lois dans la législation Grecque, d'où les décemvirs les avaient empruntées, et l'époque de leur publication à Rome semblent prouver que cette opération ne se bornait pas au simple cas de fracture.

De l'usage des fils d'or ou de soie, a dû naître l'idée de remettre en place et de fixer par le même procédé une dent tombée, ou de remplacer celle-ci par

une dent artificielle. Quoique les fastes
de l'art se taisent sur cette opération
jusqu'au onzième siècle, époque où un
célèbre médecin arabe, Albucassis, en
donne quelques détails, on ne saurait
toutefois révoquer en doute son ancien-
neté. Les auteurs qui ont décrit les mœurs
d'Athènes et de Rome ne nous apprennent-ils pas en effet que, dans les siè-
cles brillants de Périclès et d'Auguste,
les jeunes filles remplaçaient par des pièces artificielles les dents qu'elles avaient
perdues? Et aux traits acérés que Martial, Horace, Perse, Juvénal, et plusieurs
autres poètes satiriques latins ont lancés contre les dames romaines qui em-
ployaient du fard et des dents artifi-

cielles, on peut juger du fréquent usage qu'elles devaient en faire!

Dans le long intervalle qui s'écoule entre Hippocrate et Celse, l'art du dentiste reste à peu près stationnaire. Dioclès, disciple du médecin de Cos, n'est connu que pour avoir donné son nom à un remède odontalgique dont Galien a conservé la formule. Si Cælius Aurelianus n'eût pas recueilli les fragments d'Erasistrate, on ignorerait que ce dernier n'approuvait point l'extraction dentaire.

Le siècle d'Auguste, si remarquable par la galanterie, devait nécessairement se distinguer par les soins relatifs à la propreté et à la blancheur des dents. Damocrate les recommande et donne la

composition d'un dentifrice dans un ouvrage écrit en vers, appelé le Livre de
Pythicus, du nom de celui dont il tenait
la formule. Scribonius Largus, qui vi-
vait dans le même temps, nous a aussi
transmis quelques dentifrices célèbres,
parmi lesquels on distingue ceux dont se
servaient Octavie, sœur d'Auguste, et Mes-
saline. La corne de cerf brûlée, le char-
bon de plusieurs plantes, le sel, l'alun,
et le verre réduit en poudre, formaient
la base de ces dentifrices.

De tous les médecins anciens, Celse
est, sans contredit, celui qui fit faire le
plus de progrès à l'art du dentiste. Après
avoir peint l'odontalgie comme le plus
grand des tourments, ce praticien célèbre
propose pour la dissiper divers moyens

empruntés tant à l'hygiène qu'à la thérapeutique ; il retranche le vin et les aliments, prescrit les délayants et les purgatifs ; les vapeurs d'eau chaude, les lotions calmantes, et légèrement astringentes sont parfois recommandées.

D'après l'avis de Celse, on devait s'abstenir d'extraire une dent cariée, sans y être contraint ; il fallait principalement remédier à la douleur par des médicaments composés d'opium et de poivre de pyrethre et de soufre.

Que les noms d'Antiphane, d'Aphrodas, de Solon le dentiste et de Criton, soient au titre des compositions pour les dents dont Galien a conservé les formules, il importe peu de les trouver dans l'histoire de notre art ! On ne doit cependant pas laisser dans l'oubli Apollonius : aux moyens déjà connus contre les douleurs dentaires, il en ajoute un qui consiste à introduire des médicaments dans le nez ou les oreilles. Andromaque, à qui la Thériaque a donné tant de célébrité, est l'auteur de quelques remèdes contre l'odontalgie. Pline n'a point négligé de noter toute observation qui intéressait les organes dentaires; il est le premier qui fasse mention des eaux dont l'usage est nuisible aux dents.

Aux noms peu connus de Casellius et de Timocrate, auteur d'un dentifrice, en succède un très-célèbre dans l'art de guérir. Galien vécut dans le deuxième siècle; les maladies des dents furent aussi l'objet de ses travaux : il en avait souf-

fert, il pouvait en parler d'après son expérience personnelle. Ce praticien illustre prescrivait de se laver la bouche
avec du vin, après avoir pris du lait ou
d'autres aliments gras et visqueux, pour
entretenir la propreté des dents; ses
écrits contiennent des dentifrices variés
et nombreux; on y trouve également des
remèdes à choisir contre les douleurs
dentaires. Quant aux substances médi-
camenteuses que Galien propose pour
faire tomber les dents sans douleur, on
est bien étonné qu'il y ait eu quelque
confiance et qu'il n'en ait pas plus tôt
reconnu l'inutilité ou les inconvénients.

Il appartenait au génie de Paul d'E-
gine de tirer les procédés opératoires
de l'art du dentiste de l'espèce d'oubli

où ses prédécesseurs l'avaient laissé depuis Galien. Guidé par les sages princi-
pes de la raison et de l'expérience, il ne
cherche point à indiquer tous ces médicaments réputés capables de faire tomber les dents; l'extraction à l'aide de
l'instrument lui parait plus convenable.
Il ne craint pas même d'enlever avec le
ciseau la couronne de celles qui sont
hors de rang, lorsqu'elles sont telle-
ment adhérentes qu'on n'en peut faire
l'extraction. Quant aux soins que ce
médecin célèbre recommande pour la
propreté de la bouche, ils consistaient
non seulement à se servir de dentifrices,
mais encore à se nettoyer les dents
après le repas, pour éviter la corruption
des parcelles d'aliments qui pourraient

séjourner entre les interstices dentaires.

Tel fut l'art du dentiste chez les anciens, jusqu'à la décadence de l'Empire romain qui causa la chute de la littérature et des beaux arts et fit négliger les sciences les plus utiles. La médecine en général, et les diverses branches qui s'y rattachent ne purent échapper à ce torrent révolutionnaire. Aussi, n'est-ce que vers le commencement du onzième siècle que nous allons voir cette partie de la chirurgie, longtemps stationnaire et presque abandonnée, réaliser de nouveaux et importants progrès.

§ II.

LES DENTISTES DU MOYEN-AGE.

A partir de Charlemagne, qui le premier, comme on sait, constitua l'université de Paris, la médecine, la chirurgie, et les branches scientifiques qui en dépendent, telles que l'art des opérations dentaires, prirent presque immédiatement un grand essor. Tous les ouvrages des temps qui suivirent à partir d'Alacin, de Raban Maur et d'Arnaud de Villeneuve, célèbre mirre ou médecin qui passait pour se mêler de magie, en font foi.

Les *Tabulæ salernitanæ*, Recueil resté

manuscrit des plus anciens souvenirs de la fameuse école de Salerne, sorte de registre clinique où sont inscrites les doctrines et rappelés les faits les plus remarquables de ce grand centre médical, contiennent plusieurs recettes latines concernant l'art du dentiste : on y indique les herbes et les remèdes qui peuvent adoucir les maux de dents; plusieurs de ces derniers ne manqueraient pas encore aujourd'hui, nous le croyons, d'efficacité.

Mais c'était plutôt là une idée spéculative que de la pratique matérielle. Le premier chirurgien qui s'occupa de l'art dentaire d'une façon positive chez nos aïeux fut Albucassis. Cet illustre praticien, né à Alzarah, mort à Cordoue, en

1106, et que Paul Ricius, son premier traducteur, médecin de l'empereur Maximilien Ier, compare à Hippocrate et à Galien, publia, sous le titre de *Al Tacris*, une *méthode pratique* divisée en trente-deux traités.

Cette méthode, écrite d'abord en arabe, fut traduite bientôt en latin, qui était alors la langue vulgaire, puis en catalan. Albucassis ne se borne pas seulement à parler de médecine et de haute chirurgie, il décrit encore les instruments nécessaires à cette dernière, notamment ceux qui sont relatifs à l'extraction et au broiement de la pierre, et il en trace la figure; il agit de même pour les instruments relatifs à la profession dentaire, et l'on voit par un manuscrit de l'Escurial, appartenant à la fin du douzième siècle, qu'ils étaient nombreux. On y distingue surtout la pince, les crochets, la lime et un instrument propre à faciliter les ligatures, ce qui prouve qu'au moyen-âge, soit, comme l'a dit Racine en parlant du fard ,

Pour réparer des ans l'irréparable outrage,

soit, pour toute autre cause, on faisait usage des dents fausses. Si nous nous en rapportons à un passage d'un roman carlovingien du commencement du treizième siècle, nous serions porté à croire que ces dents étaient empruntées à la matière qui forme les dents du sanglier. Cela semble d'autant plus naturel, qu'à l'époque dont nous parlons, le sol de la

France était couvert d'épaisses forêts, où ces animaux régnaient, pour ainsi dire, en maîtres. Toujours est-il que, dans le vieux poëme auquel nous faisons allusion, un des héros, après avoir brisé le visage de son ennemi d'un coup de hache d'armes, malgré son heaume et sa visière, lui crie : « Et maintenant ramasse les débris de ta mâchoire; tu ne mangeras oncques le pain d'el Christ, à moins que les sangliers de tes forêts ne te fournissent d'autres dents. »

Plus tard, lorsque les Indes, qu'on croyait alors sous la domination d'un prince nommé *Prêtre Jehan*, qui empêchait les étrangers d'y pénétrer, furent mieux connues, on se servit de dents d'éléphants pour parer les bouches princières. Mais la cherté de cette matière en fit restreindre l'usage aux grands seigneurs et aux courtisans. Nous voyons, par un des comptes de l'hôtel de Charles V, roi de France, qu'il fut payé 8 livres tournois d'or, ce qui faisait une somme assez considérable, à l'un de ses médecins pour cet usage.

Sous Philippe-Auguste, l'art dentaire, comme toute la médecine, s'empreignit fortement des idées orientales. Les trouvères, qui étaient presque tous quelque peu médecins et vendeurs d'herbes, ne rapportèrent pas seulement, grâce aux croisades, les contes et les apologues des contrées lointaines qu'ils avaient visitées, mais encore des onguents, des baumes, des collyres pour tous les maux.

Ils avaient la *pierre de l'aigle*, prétendu spécifique qu'on trouvait, disait-on, dans le cœur même de ce roi des airs, et à l'aide duquel, lorsqu'on le mettait sur une dent malade, on faisait cesser la douleur.

Au treizième siècle, un trouvère célèbre, quelque peu charlatan, Rutebeuf, le Béranger et le Villon de son temps, dans une parade fort spirituelle, qu'accompagné de musiciens, il récitait, chantait et jouait sur la place publique, met en scène un dentiste populaire de l'époque et lui fait annoncer qu'il guérit du mal de dent, grâce à une multitude de remèdes qu'il a rapportés de ses voyages en Sicile, en Calabre, etc.

A la même époque, Pierre de la Brosse,

barbier et chirurgien de saint Louis, gagnait la faveur de la reine Blanche en soignant avec dextérité la bouche de cette princesse; si elle eût vécu jusque sous Philippe-le-Hardi, il est probable que l'infortuné Pierre de la Brosse n'eût pas été pendu au gibet de Montfaucon, par suite de la haine que lui portait Marie de Brabant, deuxième femme de Philippe-le-Hardi, à qui, si l'on s'en rapporte aux chroniques du temps, il avait pratiqué, sans doute par maladresse, des opérations douloureuses.

Sous Charles V, Thomas de Pisan, astrologue du roi, père de la fameuse Christine de Pisan, si célèbre par ses nombreux écrits en vers et en prose, vit affluer toute la cour au Louvre, où le roi

lui avait donné un logement. Par un con-
traste frappant avec les habitudes des
barbiers (dentistes), qui jusque-là avaient
vécu *pauvrement* et exercé, comme on
disait alors, *petitement*, il mit à la mode
tout le luxe italien; il eut des miroirs
magiques; il prédisait l'avenir aux grandes dames : aussi son cabinet fut-il en-
combré de monde et de richesses.

Sous Louis XI, Olivier-le-Dain, qui
accomplissait auprès de ce roi sévère les
fonctions de barbier, eût été mal venu à
afficher du luxe. Loin de suivre l'exem-
ple donné par Thomas de Pisan, d'hu-
maniser, pour ainsi dire, la science, et de
la rendre moins repoussante, il fut obligé
de se mettre au niveau du roi. Tout redevint sombre, mais la science ne recula

pas. Comme Louis XI eût fort bien pu
l'envoyer rejoindre le cardinal la Balue
dans sa cage de fer, s'il eût été maladroit,
nous savons qu'Olivier et ses confrères
furent les premiers à étudier la prothèse
sur des cadavres.

On conserve encore à Plessis-les-Tours
le réduit où ces praticiens, malgré l'op-
position des mœurs, faisaient leurs dis-
sections, et l'on sait que ce fut à la suite
d'une de ces opérations que, pour la
première fois en France, fut remplacée
la partie intérieure de la bouche par une
mâchoire de métal. L'homme à qui l'on
pratiqua cette opération vécut encore
vingt-neuf ans.

A la même époque environ, Argillata,
célèbre médecin bolonais, faisait beau-

coup avancer l'art dentaire en Italie.
Dans son ouvrage sur la chirurgie, qui
compta quatre éditions, il donne les
meilleurs conseils sur la chirurgie de la
bouche.

Au siècle suivant, c'est-à-dire au seizième siècle, sous François Ier, Paris
était inondé de dentistes. Les mœurs de
la cour, qui venaient de changer complétement par le séjour forcé de la noblesse
dans la capitable, où le roi la retenait,
au lieu de la laisser retourner dans ses
terres, fournirent de nombreux élé-
ments de fortune et d'expérimentation à
nos prédécesseurs. Toutes les grandes
dames faisaient alors usage des opiats,
des benjoins, qui raffermissaient les lèvres, et l'on cite même un praticien obs-

cur de cette époque, fort jalousé par le médecin du roi, le célèbre Akakia, qui, grâce à son habileté et à sa profession, parvint à s'allier à une des plus nobles familles que comptait alors la magistrature.

Un peu plus tard, la mode, apportée sous la Ligue par les Espagnols, qui tenaient alors garnison au Louvre, de mâcher toujours une plume taillée en pointe, en s'en servant de temps à autre, comme s'ils eussent été sur la Rambla de Séville, au milieu de tous les beaux et de tous les officiers de *Mosqueteros* qui l'encombraient, augmenta encore la vogue des chirurgiens dentistes. Rien n'est plus nuisible, en effet, que l'usage immodéré du cure-dents ; il déchausse les gencives et facilite la carie. Aussi le cabinet des praticiens devint-il alors un lieu de rendez-vous, une succursale des ruelles, où chaque jour on se racontait la chronique politique scandaleuse.

Cet état de choses dura jusque sous Richelieu, où l'on n'osa plus parler librement, même à ses amis. Le cabinet du dentiste redevint alors ce qu'il n'aurait jamais dû cesser d'être, un lieu de travail et de progrès, un sanctuaire où la science est aux prises avec la nature, et où la douleur est le plus souvent vaincue par la dextérité de l'opérateur.

§ III.

LES DENTISTES DE LA RENAISSANCE.

Ce n'est qu'à la renaissance des lettres, vers le milieu du seizième siècle, que l'art du dentiste reprit quelque considération, Depuis cette époque, l'anatomie des dents a été successivement traitée par Fallope, Eustache et Ambroise Paré : celui-ci décrivit le premier la transplantation des dents et la manière de les remplacer ; il fut aussi le premier qui adapta des obturateurs.

Guillemeau indique également les substances propres à la fabrication des pièces artificielles et leur mode de fixation. Il employait, à cet effet, l'ivoire et se servait de fils d'or pour maintenir et fixer les dents. En 1501, Urbain Hémard publiait à Lyon un essai sur l'art du dentiste. Cet ouvrage, qui n'a plus aujourd'hui que le mérite de l'antiquité, contient plusieurs préceptes d'une haute importance.

Les écrits de Fauchard, qui fut pendant sa vie le premier des dentistes du règne de Louis XV, sont encore de nos jours ce qui existe de mieux sur l'art du dentiste. Ce sont ces écrits qui ont formé les plus célèbres dentistes de l'époque. D'autres praticiens, tels que Lahire, Hérissant, Duverney, Lassonne, Bertin, Jourdain, Broussonnet et Tenon ont publié depuis, sur l'anatomie des dents, des ouvrages très-remarquables.

Les uns, comme Jourdain, se sont attachés à décrire les maladies de la bouche, les symptômes qui les précèdent et les accompagnent, les moyens de les guérir et de les soulager ; les autres, comme Bourdet, ont signalé les résultats de leur longue expérience, et publié sur l'art du dentiste des traités que l'on consultera toujours avec fruit (1). Le plus important de ces traités est celui qui a paru, en 1757, sous le titre de *Recherches et Observations sur toutes les parties de l'art du dentiste.*

______

(1) Audibran. *Traité des dents.*

Deux traités sur les maladies de la bouche, par Jourdain, parurent après celui de Bourdet. Remarquables par la justesse des observations pratiques et la connaissance approfondie de l'art du dentiste, ces ouvrages jouissent de la réputation la mieux méritée. A peu près dans le même temps, Bunon, dentiste, véritable observateur, publia deux écrits sur les expériences et les démonstrations qu'il fit à la Salpétrière, pour faire connaître l'influence des maladies du corps sur l'organisation des dents, en général, et en particulier, sur un de leurs états pathologiques qu'il nomme érosion, et que M. Duval appelle, à plus juste titre, atrophie des dents.

Après lui, on voit les praticiens les

plus distingués, les Hunter, les Fox, les Gariot, les Laforgue, les Mouton, les Jourdan, les Maggiolo, les Maury, les Duval, etc., briller, les uns, par l'étendue de leurs connaissances anatomiques et physiologiques, par la justesse et le tact des observations pratiques; les autres, par la richesse et la supériorité des procédés mécaniques employés dans la prothèse.

Notre époque n'a pas été non plus stérile pour les progrès de l'art du dentiste : dégagé des liens qui l'enlaçaient de toutes parts, cet art est entré aujourd'hui dans une voie nouvelle, la plus originale, la plus utile et la plus fertile en résultats.

PREMIÈRE PARTIE.

CHAPITRE I.

—

§ I.

PROTHÈSE DENTAIRE,

SON ORIGINE, SON BUT.

Si, pour garantir la dentition de tout accident, et lui assurer une durée égale à celle de la vie de l'homme, il suffisait de la prendre dès l'enfance, de la suivre et de la diriger jusqu'à son évolution complète, la tâche du dentiste serait assez facile : malheureusement il n'en est point ainsi ; l'âge, les maladies, la constitution

débile du sujet, la nature du climat, le
mauvais régime, certains dentifrices plus
nuisibles qu'utiles, sont autant de causes
qui viennent conspirer contre les organes dentaires et les détruire en totalité
ou en partie. C'est donc pour remédier
à ces graves inconvénients que, de tous
temps, on a cherché à dissimuler cette
disgracieuse difformité que laisse toujours après elle la perte d'une ou de
plusieurs dents. L'ensemble des moyens
mécaniques qui ont été proposés dans
ce but constitue la prothèse (1) dentaire
ou odontotechnie. Inscrite dans les annales de tous les peuples, cette branche,
l'une des plus importantes de l'art du

---

(1) De Προτιθεμι, je place devant.

dentiste, ne constitue certainement pas un art nouveau : nous voyons, en effet, par les écrits des voyageurs, que les Chinois, les Indiens, certaines peuplades de l'Amérique, de l'Afrique et de l'Asie, tout en se formant des idées plus ou moins bizarres sur la beauté de ces organes, les taillent de diverses manières avec des cailloux qu'ils rendent tranchants. On trouve également dans un grand nombre d'auteurs grecs et latins des citations qui attestent que cet art était parfaitement connu des peuples de l'antiquité.

Mais, quelle que soit l'origine de l'odontotechnie, il est certain que jamais cette branche de l'art du dentiste ne fut portée au degré de perfection où elle est parvenue de nos jours, surtout dans notre pays, où cette partie de la mécanique chirurgicale, devenue plus parfaite et plus répandue, peut être considérée aujourd'hui comme un art dont toutes les classes de la société sont appelées à ressentir les nombreux avantages. Beaucoup d'hommes recommandables ont contribué, à des titres divers, et pour des parts inégales sans doute, mais réelles, à élever le beau monument que cet art possède aujourd'hui. Toutefois, je dois ici le reconnaître, dédaignant les travaux de l'atelier pour les théories spéculatives, la plupart des dentistes de notre époque ont trop cru avoir atteint le but qu'ils s'étaient proposé, en ne s'occupant que de la pose des pièces artificielles, et en confiant l'exécution de ces pièces à des mains inhabiles ou inexpérimentées : de là l'origine des reproches adressés généralement aux dents artificielles et qui éloignent encore tant de personnes intéressées, et par conséquent disposées à venir solliciter les secours de notre art.

§ II.

DE LA FUNESTE INFLUENCE DE LA PERTE DES DENTS
SUR LA BEAUTÉ, LA PRONONCIATION ET LA MASTI-
CATION.

Les dents, comme l'a dit avec raison
un médecin célèbre (1), sont le plus bel
ornement de la figure humaine : leur
régularité, leur blancheur, constituent
ces ornements. Ces qualités flattent nos
regards, et ajoutent de nouveaux agré-
ments à la beauté des traits et du visage.
La bouche excède-t-elle les proportions

____

(1) Fournier, Dictionnaire des Sciences médicales,
tom. 8.

de son dessin ordinaire, de belles dents dissimulent cette erreur de conforma-tion, et souvent même le prestige qui résulte d'une denture parfaite est tel, qu'il nous semble que cette bouche ne serait pas bien si elle était plus petite.

Voyez-vous sourire cette dame dont la bouche fendue laisse voir trente-deux perles éblouissantes? Vous ne serez pas tenté de remarquer l'étendue du diamè-tre de la bouche : toute votre attention se portera sur la beauté de ses dents et sur la grâce d'un sourire qui vous les montre avec complaisance.

Cette parure naturelle sied également aux deux sexes : elle se fait remarquer dans l'homme, et lui fournit les moyens d'exprimer d'une manière claire, facile

et prompte ses sensations, ses senti-
ments, ses affections, tout ce qui résulte,
en un mot, de l'exercice de ses facultés
intellectuelles. Le noir Africain cesse
d'effrayer la beauté timide, lorsqu'il lui
montre ses dents éclatantes de blancheur.

Mais ce sont les femmes principalement, dont la destinée est de nous plaire,
de nous séduire et de mériter nos hom-
mages, qui commencent à sentir tout
le prix qu'elles doivent attacher à la conservation de leurs dents. Celles qui ont
eu de jolies dents n'ont pas plutôt perdu
ce précieux avantage, quelles recon-
naissent qu'il n'est pas de parure si bril-
lante qui puisse faire oublier leur perte.

En effet, l'absence d'une seule incisive ôte à la physionomie toute sa grâce. Certains mots sont sifflés ; des jets de salive sont lancés de temps à autre au visage de ceux à qui on parle. La personne privée de plusieurs dents antérieures se cache pour rire, ou bien, guidée par une sorte d'instinct qui lui rappelle sans cesse son infirmité, elle rapproche ses lèvres avec affectation ; mais inutiles efforts, ces parties s'enfoncent, et bientôt les dents supérieures ou inférieures, en se portant en avant, impriment à la figure une forme qui la rapproche de celle du singe.

Cette perte survient-elle à la mâchoire supérieure, la physionomie prend alors un aspect rusé, un air de moquerie fort désagréable. Sont-ce, au contraire, les dents molaires qui ont fait défaut, les joues s'applatissent, deviennent flasques et pendantes, et impriment à la bouche un mouvement qui donne au langage quelque chose d'empâté.

Enfin, il est évident que, si les dents antérieures manquent en même temps en haut et en bas, la figure prend une forme carrée, qui donne à la physionomie quelque chose de triste et de monotone. Quant à la chute complète des dents de la mâchoire inférieure, elle a pour effet de rendre difficile, pour ne pas dire impossible, l'acte de la mastication, et de déterminer des rides prononcées qui s'étendent, en s'écartant l'une de l'autre, depuis la commissure des lèvres jusqu'au-delà des os de la pommette. Aussi n'est-il pas rare de voir, chez de jeunes personnes privées de bonne heure des dents de la mâchoire inférieure, le bas de la figure offrir tous les signes de la décrépitude la plus avancée, tandis que le front, les yeux et tout le haut du visage brillent encore de tout l'éclat et des grâces de la jeunesse.

§ III.

DES DENTS ARTIFICIELLES,

LEURS AVANTAGES.

S'il m'en souvient, vieille, aux regards hideux,
De quatre dents je vous ai vu mâcher;
Mais une toux dehors vous en mit deux;
Une autre toux deux vous en fit cracher:
Or, pouvez-vous bien tousser sans vous fâcher;
Car ces deux toux y ont mis si bon ordre,
Que si la tierce y veut rien arracher,
Non plus que vous n'y trouvera que mordre.

C. MAROT, traduction libre d'une épigramme
de Martial.

Il n'est pas de vilaines femmes avec de
belles dents.

J. J. ROUSSEAU.

Les dents artificielles, comme l'indique leur nom, sont destinées à remplacer celles que les maladies, les accidents, ou toute autre cause ont altérées ou détruites (1). Lorsqu'elles sont habilement rapportées et surtout fixées d'une manière solide, elles rendent absolument les mêmes services que les dents naturelles : comme elles, elles servent à broyer les aliments, à retenir la salive, et à procurer à la voix une articulation distincte et facile.

---

(1) Je crois devoir rappeler ici que mon nouveau mode d'embaumement, qui a obtenu la sanction des savants et du public, a pour but d'empêcher l'altération et la destruction des dents malades ou affectées de carie, et d'éviter ainsi l'extraction, opération qui est loin, comme on sait, d'être sans danger. Les nombreux succès obtenus depuis quelque temps par cette méthode conservatrice, aussi simple qu'exempte d'inconvénients et de douleurs, n'attestent que trop sa puissance et son efficacité.

Un autre avantage des dents artificielles, c'est de contribuer au maintien et à la solidité des dents qui échappent ainsi aux ravages de la carie, surtout quand ces dernières sont longues et susceptibles de se déchausser : de plus elles servent à contenir le bord alvéolaire, et s'opposent au rétrécissement de la voûte palatine. Mais, pour remplir le but auquel elles sont destinées, on exige d'elles certaines conditions.

Elles doivent d'abord imiter exactement la nature, soit par leur forme, soit par leur couleur et leur position. Il faut, en outre, que la durée et la solidité en soient telles qu'elles mettent le moins possible dans la nécessité de recourir au dentiste. Enfin, elles doivent s'adapter avec la plus grande précision aux bords alvéolaires sans le secours de tiges, crochets ou fils d'or, et sans exercer la moindre douleur ni la moindre pression.

———

§ IV.

OPPORTUNITÉ DE LEUR APPLICATION,

> Ne jamais appliquer de pièces artificielles
> sur les parties malades.
>
> TAVEAU, article *Prothèse dentaire*.

Une personne privée d'une ou de plusieurs dents se présente à un dentiste,
rien n'est plus facile pour ce dernier
que de prendre l'empreinte de la partie
édentée, de faire sur cette empreinte un
moule exact, et de monter sur le moule
une pièce qui en occupera parfaitement
le vide, en suivra les contours et ne lais-
sera rien à désirer pour la juxta-position.
Mais, quelque bien faite, c'est-à-dire

quelque fidèlement exécutée que soit cette pièce, il peut arriver de deux choses l'une, ou qu'elle ne s'accommodera plus à la brèche qu'elle doit remplir, ou qu'à peine appliquée, elle déterminera une gêne, souvent même une douleur telle qu'on sera forcé de l'enlever immédiatement. Le premier de ces deux insuccès dépend souvent d'une seule chose, c'est que l'accident, qui a déterminé la chute de la dent ou des dents à remplacer, étant encore récent, les parties molles, gonflées au moment où l'empreinte a été prise, se sont affaissées, en laissant à nu ou chancelante la pièce artificielle. Cet inconvénient, qui suscite toujours dans l'esprit du client des doutes sur la puissance de l'art ou de l'adresse de l'opérateur, n'aurait pas eu lieu si ce dernier, moins empressé d'agir, eût attendu pour prendre son empreinte que les gencives fussent convenablement revenues sur elles-mêmes : de là la justesse de ce précepte, presque toujours méconnu par les dentistes, qu'il faut, avant de chercher à remplacer des dents nouvellement extraites, attendre autant que possible que les plaies résultant de l'extraction soient complétement cicatrisées.

§ V.

DE LA MANIÈRE DE PRENDRE LES EMPREINTES ET LES MOULES.

De toutes les opérations de la prothèse dentaire, l'une des premières, des plus utiles et des plus importantes, est celle qui consiste à prendre l'empreinte de la bouche dans laquelle on doit placer une pièce plus ou moins compliquée. Les premiers dentistes, auxquels cette idée n'était point encore venue, étaient dans la nécessité d'avoir sans cesse leurs clients sous la main, et de faire mille essais sur la bouche elle-même avant d'arriver à un résultat satisfaisant. Fauchard lui-même ne paraît pas avoir connu ce moyen. Bourdet, qui est encore plus récent, ne parle que de prendre des mesures. Ce n'est qu'en 1805 que Gariot eut le premier l'idée de lever des empreintes. Mais ce célébre dentiste ne s'est pas assez appesanti sur un sujet dont il connaît néanmoins toute l'importance. En 1808, M. Dubois nous en a donné une description détaillée. Voici comment il s'exprime :

« Pour procéder avec assurance à la
« confection des dents, la première et
« la plus nécessaire des conditions con-
« siste à opérer sur des mesures très-
« exactes. A cet effet, on commence par
« amollir la cire dans de l'eau bien
« chaude, sans cependant qu'elle puisse

« s'y fondre. Puis on la sèche devant
« le feu en la pétrissant jusqu'à ce
« qu'elle soit devenue assez molle pour
« que les dents puissent s'y imprimer fa-
« cilement et sans efforts. On fait mordre
« dans cette cire ainsi préparée jusqu'à
« ce que les dents des deux mâchoires
« se rencontrent. On retire doucement
« la cire en suivant la direction des
« dents; elle représente la mâchoire en
« creux. »

En 1809, Maggiolo, dans son Manuel
du dentiste, nous a aussi indiqué comment il obtenait l'empreinte.

« Prenez, dit-il, de la cire vierge, en
« quantité plus que suffisante, pour rem-
« plir le vide que vous voulez enrichir
« de nouvelles dents; *chauffez-la au feu*

« et la pétrissez jusqu'à ce qu'elle soit

« molle et malléable. Ensuite faites ou-

« vrir la bouche de la personne, essuyez

« et desséchez la place vide, et la rem-

« plissant de suite avec cette cire en-

« core molle, et l'appuyant des deux

« côtés jusqu'à ce qu'elle déborde les

« gencives et les dents canines, afin

« d'en avoir exactement toutes les for-

« mes, vous obtiendrez alors un moule

« exact. Retirez-la perpendiculairement

« de la bouche, sans trop la presser, ni

« lui faire éprouver aucun frottement,

« afin de ne rien altérer de sa forme et

« de son empreinte. »

Ce procédé, sauf quelques modifica-
tions, est encore celui admis aujourd'hui
par la majorité des dentistes. Il y a tou-

tefois quelques praticiens qui, au lieu d'employer la cire vierge, telle qu'on la trouve dans le commerce, préfèrent se servir de la cire à modeler, coloriée en rouge. Sa composition est de dix parties de cire et d'une partie de térébenthine. Mais, bien que cette cire ait l'avantage d'être très-liante, elle n'en présente pas moins le grave inconvénient de se ramollir très-facilement. Aussi, quelque précaution qu'on prenne en retirant l'empreinte, elle arrive toute déformée, et, dès lors, le plâtre ou toute autre substance que l'on y coule donne une image entièrement inexacte de la série dentaire.

Avant de procéder à l'opération du moulage, on attend que l'empreinte soit suffisamment refroidie, et l'on évite de la déposer sur un corps trop froid, tel que le marbre, parce qu'en se refroidissant inégalement, la forme du moule varie et perd de son exactitude. Un tissu de laine est donc le meilleur endroit pour mettre refroidir la cire vierge. Ceci fait, il ne reste plus qu'à délayer le plâtre qui doit être assez liquide pour descendre de lui-même au fond des petites cavités que les dents ont laissées dans la cire.

Toutes les fois qu'on est pressé d'avoir son moule, et que, par conséquent, on désire que le plâtre se solidifie promptement, le meilleur moyen est d'ajouter à l'eau qui sert à le délayer le quart d'une dissolution de sel marin jusqu'à saturation. Pour que le modèle obtenu soit plus solide, il est nécessaire d'implanter des fils d'archal dans le moule à chaque dent qu'il doit représenter.

Pour couler le plâtre, on le laisse glisser couche par couche, en commençant par l'endroit où se trouve *un plein* qui répond au vide de la mâchoire. Si on versait le plâtre trop vite et en trop grande quantité, l'air n'aurait pas le temps de s'échapper, et il formerait des porosités et des soufflures qui déparent toujours le modèle en même temps qu'elles nuisent à sa solidité et à son exactitude.

CHAPITRE II.

—

§ I.

DES SUBSTANCES QU'ON A TOUR A TOUR EMPLOYÉES POUR FABRIQUER LES PIÈCES ARTIFICIELLES, LEURS DANGERS, ET LEURS INCONVÉNIENTS.

Tous les arts ont d'abord cherché le simple et l'utile, avant de s'occuper de l'élégant et de l'agréable. Il en a été sans doute de même des moyens qu'on a employés pour remplacer, par des dents artificielles, celles qui venaient à manquer. La première substance dure, susceptible d'être taillée en forme de dents, et propre à coopérer au travail de la mastication , a dû paraître suffisante. Il est donc certain qu'on a pu, dès le principe, employer pour cet objet les ossements de divers animaux. On s'est contenté d'abord d'une imitation grossière de la nature. Mais, plus tard, à mesure que le luxe et la civilisation dont il est le résultat firent des progrès, on devint plus raffiné et plus difficile.

Les dents naturelles offrant à l'œil et à l'analyse une substance dure et osseuse, on a dû recourir à la même matière et utiliser toutes ses variétés.

Voici la liste de ces diverses substances :

L'ivoire ;

L'hippopotame ;

Les dents de cheval, de mouton, de cerf;

Les dents de baleine et de morse;

Les os et les dents de bœuf;

La nacre de perle;

Les pâtes minérales;

Les dents humaines.

§ II.

DE L'IVOIRE.

Les premiers dentistes se servirent d'abord de l'ivoire, et pendant long-temps cette substance a joui d'une grande réputation : on en faisait des râteliers complets et des dents partielles. On aurait dû, cependant, se convaincre que, dépourvu d'émail et d'une nature poreuse, l'ivoire était impropre à imiter le brillant des dents naturelles, et absorbe facilement la salive qui le décompose, l'altère et le rend jaune comme du buis. On employait de préférence, et avec raison, les défenses des vieux éléphants :

on choisissait la partie centrale, parce que réellement le grain est beaucoup plus dur, plus serré, et résiste plus long-temps aux sucs salivaires et au mucus buccal.

Cette substance n'est pas assez dure, et on y a renoncé depuis longtemps.

§ III.

LES DENTS D'HIPPOPOTAME.

Les dents de l'hippopotame viennent de l'Afrique et des parties les plus reculées de l'Asie. Il n'y a pas longtemps qu'on a eu l'idée de les substituer à l'ivoire. Son grain, beaucoup plus dur et plus fin, justifierait sur tous les points cette préférence, si par malheur cette substance n'était pas aussi facilement accessible à l'acidité des sucs de la salive.

De toutes les espèces qu'on trouve dans le commerce, celles qui sónt appelées improprement cheval marin ont un ivoire serré, franc et facile à travailler. Les dents incisives de cet animal sont courtes, semi-cylindriques antérieure-ment, et présentent en arrière un sillon profond.

Les défenses ou dents lanières sont beaucoup plus grosses et plus longues : elles sont recourbées ainsi que les défen-ses des sangliers d'Europe. Par leur face externe, elles sont aplaties, et bombées par leur face interne ; et, comme la moitié seulement de cette dernière face est garnie d'émail, cette disposition les rend im-propres à confectionner des dentiers émaillés.

Lorsqu'à l'aide d'une coupe transver-sale on divise une dent d'hippopotame par le milieu, on trouve que son plus grand diamètre est traversé par une ligne courbe dont la profondeur dépend tout à fait de l'âge de l'animal. Cette ligne étant formée d'une substance non osseuse, absorbe facilement le mucus buccal, et s'altère avec la plus grande promptitude. On doit donc faire en sorte de l'enlever entièrement, lorsqu'on exécute une pièce artificielle.

Maggiolo nous a laissé un très-bon article sur la préparation des dents lanières de l'hippopotame. Lorsqu'on parvient à s'en procurer d'assez volumineuses, on les scie en deux dans toute leur longueur, et dans chaque partie on débite les pièces dont on a besoin. Quant à l'émail, comme il est plus nuisible qu'utile, on l'en dépouille en le faisant partir par écailles, à l'aide d'un ciseau sur lequel on frappe à coups de marteau. Puis on serre l'hippopotame à la cave, afin qu'il se conserve sans se fendre, et qu'il ne soit pas trop sec quand il s'agira de le sculpter.

§ IV.

LES DENTS DE MOUTON, DE CHEVAL, DE CERF.

Dans les premiers essais d'odonto-technie, les dentistes, persuadés que les dents d'animaux suppléeraient facilement à la nature, employèrent successivement les dents de cheval, de mouton et de cerf. Mais, comme ces dents étaient beaucoup plus larges et infiniment plus épaisses que celles de l'homme, on fut obligé de recourir à la lime pour leur donner la forme des dents humaines. Or, cette opération enlevant une partie de l'émail, donnait à la salive un libre passage à travers les pores de la partie osseuse.

Fort heureusement ces substances sont complètement abandonnées aujourd'hui. Si par hasard quelques dentistes tenaient encore à leur emploi, ils feront bien de donner la préférence aux dents des vieux quadrupèdes, parce que le grain plus serré et plus compact offre une plus grande solidité.

§ V.

LES DENTS DE BALEINE ET DE MORSE.

Dans le commerce on mêle quelquefois des dents de baleine et de morse avec celles de l'hippopotame ; mais, pour peu qu'on ait d'expérience, on les reconnaît à leur forme, qui est toute différente. Elles sont en effet à peu près cylindriques, presque droites, dénuées d'émail, mais recouvertes d'une sorte d'écorce jaune et lisse. Leur coupe transversale offre deux substances bien distinctes, l'extérieure d'un blanc mat, l'intérieure d'un jaune nuancé et comme caillouté.

Les praticiens se servent rarement de cette substance, qui présente les mêmes inconvénients que l'ivoire.

§ VI.

LES OS ET LES DENTS DE BŒUF.

Les os de bœuf n'ayant pas d'émail sont impropres à la fabrication des pièces artificielles. Ils ne peuvent servir qu'à exécuter des bases de dentiers, à défaut d'hippopotame. Les dents ont les mêmes inconvénients que ceux qui ont été déjà signalés pour les dents de cheval, de cerf et de mouton. Leur dimension ne permet pas de les employer avant de leur avoir donné la forme convenable à l'aide de la lime.

§ VII.

LA NACRE DE PERLE.

Il y a quelques années à peine, certains dentistes ont imaginé de fabriquer des dents artificielles avec la nacre de perle. Mais leurs essais ont été infructueux, et la prothèse a pour toujours rejeté cette méthode que le simple bon sans aurait dû empêcher de jamais employer.

§ VIII.

LES DENTS HUMAINES.

De toutes les substances tour à tour préconisées, les dents humaines, lorsqu'elles sont convenablement choisies et préparées avec soin, sont, sans contredit, celles qui remplissent mieux le but; car elles remplacent des dents de même nature, et, pendant un certain temps du moins, elles se marient si bien avec les dents voisines qu'elles trompent l'œil le plus scrutateur et le mieux exercé.

Toutefois, malgré ces avantages, on ne peut se dissimuler qu'elles ont cela de commun avec toutes les substances animales, qu'à raison même de leur perméabilité, elles s'amollissent, se carient et se décomposent plus ou moins rapidement. On a beau les laver, les nettoyer, elles finissent toujours par se ternir, changent de couleur et donnent à la bouche une odeur fort désagréable. Ce sont ces inconvénients qui, joints à l'excessive répugnance qu'inspire à une foule de personnes des dents provenant d'individus, morts dans les hôpitaux et ayant ainsi participé à la décomposition successive opérée par la maladie, les ont fait rejeter par la majorité des dentistes.

§ IX.

LES DENTS EN PATES MINÉRALES.

Pour obvier aux inconvénients résultant de l'altérabilité des pièces de denture artificielle, on a imaginé de faire
des dents avec des terres susceptibles
de durcir par la cuisson et de s'émailler
comme la porcelaine. L'idée de ce procédé appartient à un pharmacien de Saint-
Germain-en-Laye, nommé Duchateau.

Depuis longtemps il faisait usage d'un
dentier artificiel qui le gênait beaucoup,
lorsqu'en 1774, il s'imagina, pour le
remplacer, de fabriquer un dentier en

porcelaine. Il s'adressa, dans ce but, à
la manufacture de Guérard à Paris. Mais,
les premiers essais ayant été infructueux,
tant à cause du retrait qu'éprouve la porcelaine lors de la cuisson que par la dif-
ficulté d'empêcher ces dentiers de se
marbrer de noir, M. Duchateau employa
la porcelaine tendre. Afin de perfection-
ner ses essais de pâte, et surtout de
s'éclairer pour le mode d'application des
dents, il s'adressa à M. de Chemant,
alors dentiste à Paris.

La composition de cette pâte tendre
reçut une addition de terres colorantes,
qui la rendirent plus fusible et plus susceptible encore d'être cuite. Ce ne fut
qu'après bien des essais souvent réitérés
et toujours infructueux, qu'ils obtinrent

une pièce d'un blanc gris tirant sur le jaune et ayant très-peu de retrait.

Encouragé par ce premier succès, il voulut construire des dentiers pour des personnes de qualité; mais, complétement étranger à l'art du dentiste, il ne réussit pas dans son entreprise. M. de Chemant prit cette idée où M. Duchateau l'avait laissée : il améliora cette même composition et employa le sable de Fontainebleau, la soude d'Alicante, la marne, l'oxyde de fer rouge et le cobalt. Il réussit à fabriquer plusieurs dentiers et à les mettre en place, si bien qu'environ douze ans après, il obtint de Louis XVI un brevet d'invention.

MM. Pernet, Fonzi, Desforges, Delabarre, Audibran, ont modifié depuis la fabrication des dents incorruptibles, et plusieurs autres dentistes les ont propagées dans toute l'Europe.

Mais, quelque prévenu qu'on puisse être en faveur des dents minérales, on est forcé de reconnaître qu'elles perdent par leur fragilité ce qu'elles gagnent par leur incorruptibilité. Ces dents, dit avec raison un médecin célèbre (1), ne flattent l'œil qu'avant d'avoir été placées dans la bouche; elles n'imitent jamais bien la couleur des dents naturelles : leur aspect est souvent désagréable et même dégoûtant.

____

(1) Fournier, article Dent, du Dictionnaire des Sicences médicales.

Sans parler ici du bruit accasionné par les dentiers minéraux, il est difficile, pour ne pas dire impossible, de fabriquer avec le sable à porcelaine un dentier qui s'adapte bien à la mâchoire : le degré de chaleur que nécessite la cuisson de la matière la racornit ; et l'empreinte prise avec le moule se trouvant considérablement rétrécie, les gencives éprouvent une pression très-douloureuse. Il arrive aussi parfois que la cuisson étant incomplète, le dentier tombe en dissolution et oblige les personnes à avaler leur râtelier. Aussi, malgré la vogue dont il a joui tant en France qu'à l'étranger, ce procédé n'a pu se maintenir et est complétement abandonné aujourd'hui par la majorité des dentistes.

CHAPITRE III.

—

§ I.

DU MODE DE FIXATION DES PIÈCES ARTIFICIELLES.

Les moyens proposés par la majorité des dentistes pour la fixation des pièces artificielles, forment deux séries distinctes et tout à fait opposées : dans la première, les dents sont fixées au bord alvéolaire qu'elles garnissent d'une manière permanente, à l'aide de pivots à vis, à antennes et à cliquets ; la deuxième comprend celles qui sont maintenues par des crochets, des ressorts, des plaques, des ligatures, etc.

§ II.

DENTS A PIVOTS,

LEURS DANGERS. — OPINION DU Dr BÉGIN.

De toutes les opérations qui forment le cortége inséparable de l'ancienne prothèse, l'une des plus douloureuses et des plus pénibles est, sans contredit, la fixation des dents à l'aide de pivots. Ce mode d'ajustement repose, en effet, sur une condition qui se trouve rarement dans la pratique, c'est l'intégrité parfaite de la racine dans laquelle doit s'opérer l'implantation. Mais alors, à moins qu'on ait affaire à un jeune sujet chez

6

lequel le canal dentaire n'est pas encore obstrué, on est obligé de perforer cette racine pour y ménager la place du pivot qu'elle doit recevoir. Deux accidents peuvent arriver dans ce cas : ou bien le pivot, trop long, porte sur une portion du nerf dentaire et produit les douleurs les plus vives, une fluxion, des abcès, des fistules, un suintement puriforme : tantôt la tige métallique, qui fait sa solidité, se brise dans le canal dentaire et nécessite alors une opération des plus longues et des plus douloureuses que nous connaissions.

Si, au contraire, ce qui arrive souvent, la racine est excavée par la carie, le pivot ne tire sa solidité que des matières filamenteuses, comme le fil, le coton, le chanvre et la soie, dont on l'enveloppe, ou de quelques petits coins de bois dont on garnit la racine. Mais, dans ce cas aussi, où le pivot n'est enfoncé que de manière à entrer facilement, et alors il offre peu de solidité et laisse ainsi pénétrer, non seulement l'air et les liquides, mais encore les parcelles alimentaires dont la fermentation et la putréfaction hâtent la décomposition de la racine, et donnent à l'haleine une odeur horriblement fétide; ou bien il entre de force, et alors le bois venant à se gonfler fait éclater la racine (1).

Quant aux inconvénients qui peuvent

(1) Taveau, article Prothèse. — Revue des innovations et des spécialités médicales et chirurgicales.

résulter dans la pratique de l'emploi des dents à pivots, je les trouve parfaitement résumés dans cette phrase due à la plume d'un médecin aussi éclairé que judicieux, M. le docteur Bégin, président de l'Académie de Médecine : « Même dans les « cas les plus favorables, dit en effet « ce médecin distingué, toujours sous « la double influence des vacillations « inséparables de l'exercice des fonctions « qui leur sont confiées, et de l'action « des liquides salivaires qui s'infiltrent « le long de leur tige, les dents à pivots, « les plus solidement fixées, usent les « racines qui les supportent, agrandis- « sent leur canal, s'ébranlent et finissent « par ne plus pouvoir rester en place. »

Je dois ajouter que la nécessité dans

laquelle on se trouve, d'enlever souvent la dent pour la nettoyer, use nécessairement la racine en facilitant sa décomposition, qui devient, dans bien des cas, un véritable foyer d'infection.

§ III.

DES DENTS A CROCHETS.

OPINION DE M. BÉGIN.

Pour remédier aux dangers de l'usage des dents à pivots, les dentistes, ont imaginé, il y a quelques années, de maintenir les pièces artificielles par des crochets en or ou en platine qui, partant des plaques sur lesquelles sont montées les dents artificielles, et avec lesquelles elles font corps, viennent embrasser la partie postérieure des dents qui restent dans la bouche. La direction de ces bracelets, véritables griffes embrassantes, est prise sur le moule en plâtre, d'après

la disposition des gencives elles-mêmes,
au-dessous desquelles on les fait re-
monter.

Or, quelque partisan qu'on puisse être
d'un système qui jadis a joui d'une
certaine vogue, on est forcé de reconnaître que les crochets sont infiniment
plus nuisibles qu'utiles, parce qu'em-
brassant les dents elles-mêmes qui forment les côtés de la brèche à remplir,
ils leur transmettent sans perte tout
l'effort et tout le poids de la pièce et les
ébranlent d'autant plus promptement,
que les racines des dents à remplacer
manquent très-souvent. On sait, également, que le plus léger jeu de leur part
donne lieu à un frottement qui use et
coupe les dents voisines, tandis que trop

serrés, ils agissent à la manière des at-
tracteurs, le plus dangereux genre de
puissance dont on se soit servi pour la
fixation des pièces artificielles.

 Voici comment s'exprime, à l'égard de
ce procédé, l'un des plus illustres chirurgiens de notre époque, le docteur
Bégin, médecin en chef des armées, et
président de l'Académie de Médecine (1) ;

« Quelque soin qu'on apporte, la fixa-
« tion d'une dent à crochet est toujours
« une opération désastreuse pour la bou-
« che. Si bien polis, si parfaitement élasti-
« ques que soient les supports des pièces
« de ce genre, ils pressent constamment

---

(1) Article Dent du Dictionnaire de médecine et de
chirurgie pratique, 15 vol. in-8. Paris, J.-B. Baillière.

« sur le collet des dents saines qu'ils
« embrassent, les sillonnent, les usent
« et préparent leur rupture. Ce résultat
« a d'autant plus facilement lieu, que
« les dents ont une organisation plus
« molle, et sont plus disposées à la des-
« truction. Aussi, on peut prédire avec
« exactitude qu'une personne, qui rem-
« place une dent perdue par une dent à
« crochet, sera quelques années plus tard
« obligée d'en faire remplacer deux ou
« trois, et plus tard encore un plus grand
« nombre, jusqu'à ce que l'arcade en-
« tière ait subi le même sort.

« Les dents à pivots n'usent que les
« racines qui les supportent. Celles à
« crochets usent, au contraire, les dents
« voisines qui les soutiennent. Mieux

« vaut donc dans ce cas supporter la
« difformité produite par la privation
« de quelques dents, que de la réparer
« par un moyen qui tend incessamment
« à l'augmenter. »

§ IV.

LES DENTS A RESSORTS,

LEURS INCONVÉNIENTS.

Les ressorts ne diffèrent des crochets qu'en ce qu'ils sont souvent beaucoup plus longs, et qu'ils sont construits de manière à pouvoir s'appliquer sur les dents les plus éloignées de la pièce artificielle, en contournant leur face postérieure. Par leur mode d'action et de résistance, les ressorts ainsi placés gênent horriblement les articulations maxillaires, lèsent les gencives, et sont impropres à la mastication.

Aussi ce système est-il complétement abandonné aujourd'hui par tous les praticiens éclairés et judicieux.

§ V.

LES LIGATURES.

Les ligatures ordinairement employées pour fixer les pièces artificielles sont au nombre de quatre, savoir :

Le cordonnet de soie écrue;

Un autre cordonnet appelé racine chinoise;

Le pite ou crin de Florence;

Enfin les fils de platine et d'or bien purs.

Bien qu'elle s'altère moins promptement que les ligatures faites avec la soie ordinaire, le chanvre ou le lin, la soie

7

écrue, quand elle est appliquée sur les dents, est très-apparente, et lorsqu'elle est plus tordue que d'ordinaire, elle se se gonfle et se raccourcit au point de couper la dent dans un laps de temps assez court, si on n'y fait attention.

Le fil de pite, appelé aussi crin de Florence, n'est autre chose qu'une préparation faite avec les vers à soie au moment où ils vont filer : facilement accessible à l'humidité, cette ligature présente l'immense inconvénient de s'allonger et de laisser ainsi du jeu entre la pièce et les dents voisines qui servent de point d'appui.

On ne fait plus maintenant usage de la racine chinoise, nom donné à du cordonnet de soie écrue, bien tors, fortement étiré et empreint ensuite de résine copale.

Les fils métalliques se dissimulent plus difficilement que les autres ligatures, et, de plus, ils coupent avec une grande promptitude les dents sur lesquelles on les applique.

Quant aux ligatures de métal, elles constituent, comme on sait, un éxécrable moyen auquel on ne peut recourir sans le plus grand danger.

§ VI.

LES PLAQUES.

Les plaques destinées à maintenir les dents artificielles sont en or ou en platine. Il faut qu'elles s'adaptent avec la plus grande justesse au bord alvéolaire, et que, dans certains cas, elles le dépassent de plusieurs lignes à la surface interne. Mais, quelque précision qu'on apporte à leur exécution, il faut bien le reconnaître, par la pression qu'elles exercent, et par suite de l'électricité que produit toujours le contact de deux métaux, elles finissent par déprimer les gencives, déchausser les dents voisines et sont loin d'être sans danger pour l'économie.

———————

DEUXIÈME PARTIE,

CHAPITRE I.

§ I.

NOUVEAU SYSTÈME DE DENTS ARTIFI-CIELLES, SES AVANTAGES.

Par le simple exposé des faits que je viens de rappeler, le lecteur a pu juger et des dangers et des inconvénients attachés à tous ces systèmes d'odontotechnie, qui, depuis Fauchard, ont trouvé des imitateurs et des partisans. Tel était encore l'état de la prothèse dentaire, il y a quelques années, lorsque je résolus de substituer aux errements d'une méthode vieillie et discréditée un nouveau système de dents plus en harmonie avec les lois et les exigences de la nature. Mes recherches durent porter sur trois points principaux :

1° Choix de la matière la plus propre à remplacer les dents absentes ;

2° La meilleure préparation à donner à cette matière pour qu'elle imitât parfaitement les nuances les plus variées de la nature ;

3° Un mode particulier d'ajustement, pour que mes dentiers, soit partiels, soit complets, s'adaptassent d'eux-mêmes à l'arcade alvéolaire et y tinssent avec solidité, sans efforts et sans douleurs.

Après bien des essais souvent réitérés, souvent infructueux, je fus assez heureux pour trouver dans le règne animal une matière parfaite, d'un émail riche et brillant, d'un grain dur et serré, se sculptant dans les formes les plus légères et les plus variées, sans rien perdre d'une solidité à toute épreuve. Beauté, transparence, animation, elle réunissait tout.

Toutefois, non content d'avoir trouvé une matière qui imitât parfaitement la nature, au point que l'œil le plus exercé pût s'y méprendre, j'ai voulu que mes râteliers fussent solidement fixés dans la bouche par la seule pression atmosphérique, sans recourir à ces tiges, plaques, crochets, ressorts, dont le galvanisme est si dangereux pour l'économie, et la pression si destructive pour les gencives et les dents qui servent de point d'appui.

En conséquence, mes dentiers, taillés sur le socle même de la matière qui leur sert de base, et exécutés avec toute la précision des règles mathématiques, s'appuient également sur toute l'arcade dentaire, dont ils suivent tous les détours, toutes les sinuosités, sans exercer la moindre douleur ni la moindre pression.

§ II.

FACILITÉ D'OTER ET DE PLACER MES NOUVEAUX DENTIERS.

D'après les anciens systèmes d'odontotechnie, il était difficile, pour ne pas dire impossible, d'ôter une pièce artificielle sans s'exposer à des douleurs très-vives. Il n'en est pas de même de mes nouvelles dents artificielles. Toute personne, même étrangère à l'art du dentiste, peut, en effet, les ôter et les placer avec autant de facilité qu'une bague au bout du doigt. Le socle du dentier adhère, il est vrai, au bord alvéolaire, mais la pression n'est pas telle qu'on ait à craindre

le plus léger inconvénient lorsqu'on ôte
le dentier pour le nettoyer. Enfin, par
la préparation que je fais subir préala-
blement à la matière que j'emploie, ces
dents ne donnent aucune odeur et résistent à l'acidité des sucs salivaires.

§ III.

CES DENTS ARTIFICIELLES RENDENT A LA VOIX SA PURETÉ ET SON AGRÉMENT

S'il est un fait évident et tout à fait incontestable, c'est que de la régularité des dents et de la forme de la voûte palatine dépendent les nuances variées et infinies qu'on observe dans la voix. Les individus doués d'une voix de basse-taille ont en effet des dents régulières et un palais vaste, sous lequel les sons semblent se promener à loisir, tandis qu'une voix flûtée et gutturale résulte d'une voûte aplatie, qu'elle soit d'ailleurs large ou étroite.

Aussi frappé de cette vérité, que l'expérience de chaque jour démontre, je me suis appliqué constamment à établir mes dentiers de manière à modifier la forme de la voûte palatine dans certains cas de nasonnement de la voix, et à faciliter l'extension de l'arc antérieur du bord alvéolaire supérieur. Je pourrais ainsi citer une foule de mes clientes dont le palais, au lieu d'être en arc arrondi, présentait antérieurement un angle, et qui, aujourd'hui, grâce à mes râteliers, possèdent une fort belle voix et conservent encore, malgré la vieillesse, tous les indices de la beauté.

§ IV.

**ELLES SERVENT, COMME LES DENTS NATURELLES, A
BROYER LES ALIMENTS.**

Les dents fixées à l'aide de pivots, de
ressorts ou de crochets, ne servaient
qu'à dissimuler cette disgracieuse difformité que laisse toujours après elle la
perte d'une ou de plusieurs dents. Le
plus léger effort suffisait presque toujours pour rompre le pivot et détacher
les crochets ou les plaques.

Mes nouvelles dents artificielles sont
exemptes de tous ces inconvénients.
En effet, par leur admirable précision

et l'heureuse harmonie avec laquelle les râteliers supérieur et inférieur tombent l'un sur l'autre, et s'emboîtent comme dans la nature, l'articulation est tout à la fois facile et complète, et rien n'est à désirer sous le rapport de la mastication. Aussi, sont-elles adoptées aujourd'hui par les plus célèbres praticiens (1), comme

---

(1) Je pourrais citer ici de nombreux témoignages de reconnaissance et d'honorable satisfaction qui m'ont été adressés par une foule de contemporains célèbres qui ont eu recours à mes soins; qu'il me suffise de rappeler la lettre suivante qui m'a été écrite récemment par un homme qui porte un nom illustre dans la science, avec prière expresse de la livrer aux *journaux*, à qui elle est adressée.

Monsieur le rédacteur,

Frère de l'immortel Bichat, qui illustra l'art de guérir et sut sacrifier sa vie pour conserver celle de ses semblables, je croirais manquer à mon origine, si je ne rendais un témoignage public et complet au

les seules avec lesquelles on puisse broyer immédiatement les aliments les plus durs.

---

savant qui vient de me rendre une seconde existence.

Depuis longtemps j'étais privé de mes dents, et j'avais eu inutilement recours aux plus célèbres médecins, lorsqu'on m'indiqua M. Fattet. Je me livrai sans crainte et cependant sans espoir à cet habile dentiste, et je fus bientôt étonné de la dextérité de sa main dans les opérations qu'il me fit, et comblé de bonheur par l'application de ses dentiers qui ont rendu à mes fonctions digestives ce bien-être que j'avais en vain cherché jusqu'alors.

Puisse l'abnégation dont je fais preuve, en confessant mon infirmité passée, en donnant de la publicité à ma joie présente, puisse l'assertion de mon témoignage et de l'honorable nom que je porte être utile à l'humanité. Rien ne pouvant payer la nouvelle vie que je dois à M. Fattet, je suis trop heureux de me mettre à la disposition de ceux qui désireront vérifier le fait à mon domicile, rue de la Chaise, 28, faubourg Saint-Germain.

Agréez, etc.   Bichat.

Je ne saurais trop m'élever ici contre la *prétention*, pour ne pas dire la *jonglerie*, de certains dentistes qui se *prétendent seuls inventeurs* de dentiers *masticateurs*, comme si la condition *essentielle, première et indispensable* de tout dentier n'était pas de servir à la *mastication !* En se déclarant aujourd'hui seuls auteurs des *nouveaux râteliers masticateurs*, ces dentistes voudraient-ils laisser croire, par hasard, qu'ils n'ont fabriqué jusqu'à ce jour que des *dentiers* impropres à la *mastication;* ou bien veulent-ils éviter le le *reproche* adressé aux *produits* qu'ils *exposent*, par le spirituel auteur de la *Revue de l'Exposition de* 1849, qui a jugé ces *râteliers* dignes tout au plus de figurer dans un *passage ?* Or, comme l'a dit Sabatier, un des médecins les plus illustres dont s'honore la science, *Ce n'est pas dans un passage, au milieu des cadres dorés ni dans des mâchoires de cire mouvante, qu'il faut juger les dents artificielles ;* C'EST DANS LES BOUCHES HUMAINES.

§ V.

AVEC CES DENTS ARTIFICIELLES,

PLUS DE DOULEUR, PLUS D'OPÉRATIONS SANGLANTES.

Il y a quelques années à peine, les personnes qui voulaient remplacer des dents perdues par des pièces artificielles hésitaient longtemps avant de se soumettre aux tortures de l'ancienne prothèse, et certes leurs craintes n'étaient pas sans fondement. J'ai déjà dit, en effet, que la fixation d'une dent à pivot nécessitait, de la part du malade, une grande patience, une grande énergie pour supporter les douleurs de cette cruelle opération. La perforation de la racine dans laquelle devait s'opérer l'implantation, nécessaire parfois, n'était pas sans danger, et il arrivait souvent qu'après les douleurs les plus vives, le patient arrachait le pivot qui avait produit une irritation insupportable. Il en était de même des plaques, tiges, crochets, ressorts, dont le moindre inconvénient était de corroder les dents, de les déchausser, et de gêner tous les mouvements de la bouche.

Avec mon nouveau système de dents, au contraire, plus de gêne, plus de douleur, plus de sang versé : plus de ces opérations, véritables mutilations, contre lesquelles protestent et la raison et l'expérience, et qui donnent à un dentiste plutôt l'aspect d'un chirurgien que d'un artiste. Rien de ce cortége d'accidents qui compliquent et accompagnent les opérations de la chirurgie dentaire. Désormais, avec ce nouveau procédé, les opérations sont d'une simplicité et d'une innocuité extrêmes, et s'accomplissent sans douleur ni dégoût.

§ VI.

AVANTAGES POUR LES FUMEURS

DES DENTS ARTIFICIELLES SANS CROCHETS.

Parmi les dangereux effets que la fumée du tabac peut déterminer même chez les personnes qui y sont le mieux accoutumées, le plus funeste est, sans contredit, l'altération lente et continue du système dentaire : cette altération est le résultat de deux causes tout à fait distinctes ; d'abord de la nature même du tabac, de ses propriétés essentiellement irritantes ; ensuite du changement continuel de température dans lequel la

bouche se trouve incessamment placée.
Cette dernière cause, si elle n'entraîne
pas immédiatement la carie, prédispose
souvent à cette terrible affection.

Une autre conséquence de l'habitude
de fumer, et qui est tout à fait inévita-
ble, est la formation sur les dents d'une
certaine quantité de tartre. Cette substance calcaire qui se dépose sur les
dents sous la forme de couches variables
dans leur couleur et leur densité, en altère l'éclat et la blancheur et finit par
les déchausser et les faire tomber.

Il est donc de la plus haute importance pour les fumeurs de faire remplacer ces dents par une pièce artificielle.
Le choix de cette pièce ne saurait être
pour eux indifférent. En effet, par leur

immobilité et leur mode de fixation, les dents à pivots, à ressorts et à crochets, comme je l'ai dit plus haut, usent non seulement les dents qui leur servent de point d'appui, mais deviennent, sous l'influence délétère de la fumée du tabac, de véritable foyers d'infection.

Avec les dentiers, soit partiels, soit complets, que je fabrique depuis long-temps, aucun de ces inconvénients n'est à redouter. L'extrême facilité avec laquelle toute personne, même étrangère à l'art du dentiste, peut les ôter et les placer, permet, en effet, de les nettoyer souvent, et d'enlever le tartre que dépose toujours sur la dent la fumée du tabac. Enfin, par la précision avec laquelle ces dentiers s'adaptent aux gencives, par la préparation que je fais subir à la matière que j'emploie, et par son excessive légèreté, ils résistent, tout à la fois, à l'action mordante et pernicieuse de la fumée du tabac, et facilitent les mouvements continus que nécessite l'action de fumer.

Aussi sont-ils depuis longtemps seuls adoptés par la majorité des fumeurs.

CHAPITRE II.

Beautés que la nature enfanta pour sa gloire,
Sans ce bel ornement de corail et d'ivoire,
Où folâtrent les Jeux, le Plaisir et l'Amour,
Charmeriez-vous les yeux et les cœurs tour à tour?
Ces perles qu'arrangea dans une bouche aimable
Le petit Dieu malin qui commande en vainqueur,
Trouveront dans mon art un secours favorable,
Si jamais quelque tache en ternit la blancheur.

Le Dentiste des Dames.

§ I.

DE LA NÉCESSITÉ DE REMPLACER PAR DES DENTS ARTIFICIELLES LES DENTS EXTRAITES OU PERDUES.

Opinions des Anciens.

« Quel que soit le peuple dont on con-
« sulte l'histoire ancienne ou moderne,
« dit M. Tareau (1), on est presque sûr
« d'y rencontrer des preuves évidentes
« de tentatives qu'il a faites pour réparer
« les premiers outrages que le temps fait
« à notre bouche : les auteurs qui ont
« décrit les mœurs de la Grèce antique

______

(1) Hygiène de la bouche.

« ne nous apprennent-ils pas que, dans
« le siècle brillant d'Anaxagore et de Pé-
« riclès, les jeunes filles remplaçaient
« les dents qu'elles avaient perdues? »

Je crois être agréable au lecteur en
citant ici une *Requête de Vénus* en vers,
adressée à madame ***. On verra, dans
cette ingénieuse allégorie, quel prix la
beauté a su attacher dans tous les temps
à la conservation d'une dent, et combien
elle en met à la remplacer promptement
quand elle a le malheur de la perdre.

REQUÊTE DE VÉNUS A MADAME ***,

A QUI IL A POUSSÉ UNE DENT DEPUIS QU'ELLE EST GROSSE.

A l'aimable ***, dont l'esprit gracieux
 Est aussi brillant que les yeux :
Supplie avec instance, et sur un bon augure,
Vénus, dame de Cypre, Amathonte, Paphos,
Cythère et d'autres lieux, tant îles que châteaux,
Mère d'Amour, le roi de toute la nature :
Disant que l'autre jour, ayant imprudemment
 Voulu casser une noisette,
Une des dents, hélas ! trop fragile ornement,
Que sa bouche vermeille, appétissante et nette,
 Conservait précieusement,
 Se brisa malheureusement.
Dont les Grâces en deuil soupirent sur l'herbette,
 Et, l'œil en pleurs incessamment,
Déchirent, de dépit, leur blanche collerette.
 Son Adonis, accablé de tourments,
 Fait taire sa douce musette,
Dont il jouait pour elle à tout moment,
Et la laisse aujourd'hui flotter négligemment.

L'Amour, en proie à ses alarmes,
Abandonne au hasard son carquois et ses armes.
Les Jeux volent nonchalamment;
Les Ris sont sérieux; le Plaisir tristement
Se promène étonné de répandre des larmes.
Vénus enfin, Vénus donnerait tous ses charmes,
Pour recouvrer cet agrément.
Les Camérons, les Carmelines,
Réparateurs de perles fines,
Des belles bouches de Paphos,
Ont voulu de sa dent rajuster les morceaux.
Le matic, le fil d'or, des essences divines,
Tout leur art n'a rien opéré;
Mais un jeune Zéphir, son messager fidèle,
Lui vint joyeusement apporter la nouvelle,
Pendant qu'à ses chagrins son cœur était livré,
Que l'effort de l'Hymen, qui doit vous rendre mère,
Vous a fait pousser une dent,
Dent, illustre ***, vous n'avez pas affaire,
Ayant en bon état le nombre compétent.
Ce considéré, qu'il vous plaise
A la suppliante accorder
Cette dent qui lui manque, et qu'à vous demander
L'engage sa douleur qu'aucun secours n'apaise.
Elle, Vénus, promet aussi de vous céder
Sa ceinture en attraits féconde,
Que la noble Pallas, pour vous en faire don,
Lui déroba quand vous vîntes au monde.
Au surplus, son fils Cupidon,

Si de vos tendres feux c'est un fils qui doit naître,
Jure sur son carquois, et s'oblige aujourd'hui,
    De partager son empire avec lui :
Mais si c'est une fille à qui vous donnez l'être,
        Comme elle vous ressemblera,
Vénus, qui tout au plus prétend vous être égale,
        Alors, au lieu d'une rivale,
    En aura deux, qu'elle protégera,
        Et qu'à jamais elle aimera.

        Fait dans les bosquets de Paphos,
Sur un tapis de fleurs, le matin, jour sixième
Du mois du Dieu puissant qui forme les héros,
        L'an mil sept cent trente-neuvième.

CHAPITRE III.

La plus aimable femme est tristement changée
Quand son ris nous découvre une dent mal rangée :
La longueur en révolte, ainsi que la noirceur,
Et chaque homme en devient l'implacable censeur.
Qui l'aurait jamais cru? Venez apprendre à rire :
Par des charmes secrets certain ris nous attire.
Évitez les grands plis et les vides affreux
Que les ris déréglés sillonnent avec eux,
Par la lèvre toujours que la dent ombragée,
Montre la bouche en deux faiblement partagée.

Duval, le Dentiste de la Jeunesse.

§ I.

DES DÉVIATIONS DENTAIRES.

NOUVEAU RÉGULATEUR FATTET.

Le développement régulier ou l'arrangement symétrique des dents, à ne le considérer même que sous le rapport de l'agrément qu'il procure à la physionomie, serait déjà d'une assez grande importance pour réclamer la plus sérieuse attention de la part des mères de famille : aussi ne saurait-on blâmer trop ouvertement l'indifférence que quelques-unes apportent à cet égard. En effet, c'est surtout à cette négligence et à la précipitation avec laquelle on sacrific parfois des dents temporaires, qu'il faut attribuer la plupart de ces déviations, de ces bizarreries, de ces difformités dentaires aussi désagréables que pénibles pour les personnes qui en sont affectées.

Parmi ces irrégularités, les plus fréquentes sont, sans contredit :

1° Les obliquités antérieures, postérieures ou latérales des dents;

2° L'inversion des arcades dentaires;

3° La proéminence ou la rétroïtion des dents avec ou sans engrènement.

Pour obvier à ces divers inconvénients et ramener les dents déviées dans leur direction normale, j'ai imaginé, il y a quelques années, un appareil fort simple destiné à agir d'une manière permanente et continue sur la dent déviée sans exercer ni ce sentiment de gêne, ni cette douleur qu'occasionnent la plupart des divers moyens employés jusqu'à ce jour.

CHAPITRE IV.

—

§ I.

DES SOINS DE PROPRETÉ QUE NÉCES-SITENT LES DENTS ARTIFICIELLES.

Les personnes qui portent des pièces artificielles doivent bien se persuader qu'elles ne sont point exemptes des soins de propreté auxquels doivent s'assujétir tous ceux qui tiennent à conserver les dents saines et blanches. Sans ces soins de propreté, en effet, les pièces perdent en très-peu de temps leur éclat, se ter-nissent, se couvrent de tartre, et ne tardent pas à se corroder et à se détériorer complétement, au point de ne plus imiter les dents qu'elles doivent remplacer ou celles qui les avoisinent. Aussi est-il nécessaire de les enlever souvent, soit pour les nettoyer, ou se mettre à l'aise la nuit et le jour, et même de les renouveler au bout d'un certain temps.

Cette précaution intéresse plus spécialement les personnes dont les digestions sont pénibles, ou dont la salive fournit une grande quantité de tartre.

Quant aux soins que ces pièces nécessitent, ils sont assez simples. Ils consistent, lorsque la pièce est très-propre, à la plonger dans l'eau pure, ou très-peu aromatisée, et à l'essuyer au moment où on veut la placer. Si elle est ternie, on la nettoie, comme les dents naturelles, avec la brosse, la poudre et l'élixir dentifrices (1).

Si enfin elle se trouve altérée en quelques points, on la plonge dans une eau rendue active par quelques gouttes, soit d'acide hydrochlorique, soit de chlorure de chaux liquide ou dans l'esprit de vin. Je ne saurais trop recommander aux per-

---

(1) Je ne saurais trop engager les personnes qui tiennent à la conservation de leurs dents ou dentiers, d'éviter avec le plus grand soin tous les dentifrices qui contiendraient des acides, en quelque faible quantité qu'ils y fussent; ces personnes pourront, si elles le jugent convenable, se servir en toute sécurité, d'une préparation que j'ai imaginée dans ce but, et de l'emploi de laquelle j'ai toujours eu beaucoup à m'applaudir depuis que j'en préconise l'usage à mes clientes.

sonnes d'en avoir constamment deux,
afin qu'à la plus petite défectuosité on ne
soit pas exposé à s'en voir privé le temps
qu'exigeraient les réparations dont l'une
d'elles pourrait avoir besoin.

CHAPITRE V.

—

§ I.

DANGERS DE L'EXTRACTION DES DENTS.

Quelque soin et quelque dextérité qu'on apporte à l'extraction d'une dent, cette opération, toujours si douloureuse, est loin d'être sans dangers. Si, dans les circonstances les plus favorables, elle n'exige qu'une certaine habitude et une adresse ordinaire, combien ne se rencontre-t-il pas de cas où les difficultés qu'il faut vaincre ne le cèdent en rien à aucune autre opération de chirurgie! Aussi, depuis longtemps, a-t-on vu les dentistes les plus distingués s'élever avec force contre ces opérations douloureuses, inutiles, contre lesquelles protestent et la raison et l'expérience.

Si encore on n'arrachait que les dents! mais à combien d'accidents, à quels dangers n'exposent pas ces opérations, véritables mutilations? Ainsi il peut arriver que, soit par une erreur de diagnostic, soit par une mauvaise application de l'instrument, on enlève une dent saine à la place de celle qui était la cause réelle des souffrances, ou que, se méprenant sur la nature de la dent, on extraie une dent de remplacement pour une dent temporaire. D'autres fois on a vu l'ouverture du sinus maxillaire, la fracture et la luxation de la mâchoire inférieure, produites par l'extraction d'une dent. Dans certaines circonstances, de mauvais instruments, ou leur mauvais emploi, ont déterminé des accidents graves, tels que la lésion des joues ou de la langue, la meurtrissure ou la déchirure des gencives, la fracture des alvéoles, et, par suite, des hémorrhagies plus ou moins fortes.

Outre les accidents que je viens d'énumérer, il en est un autre, auquel on ne peut soustraire le malade, c'est la douleur toujours produite par l'extraction de la dent et les désordres nerveux qui en sont parfois la conséquence. En effet, au moment où l'organe se trouve soulevé de son alvéole, la personne éprouve une douleur des plus vives, qui tantôt passe instantanément, tantôt se prolonge un certain temps après l'opération. Ainsi, on a vu quelquefois cette douleur persévérer au point de déterminer les désordres les plus notables dans tout le système nerveux : quelques personnes s'évanouissent; d'autres, encore plus impressionnables, les femmes nerveuses, surtout, éprouvent un tremblement universel, des attaques d'épilepsie, quelquefois une espèce de tétanos, et souvent un larmoiement involontaire : trop heureux lorsque, fort d'un poignet et d'un bras herculéen, l'opérateur, ou plutôt le bourreau, ne traîne pas dans son cabinet le patient vociférant et éperdu.

CHAPITRE VI.

—

§ I.

DE LA NÉCESSITÉ POUR LE DENTISTE DE FABRIQUER
LUI-MÊME SES PIÈCES ARTIFICIELLES.

Il y a des auteurs, Gariot entre autres, qui ont soutenu qu'un dentiste ne devait s'occuper que de la pose des pièces artificielles et en laisser l'exécution à des ouvriers mécaniciens salariés à cet effet. Je ne saurais trop m'élever, en terminant, contre une pareille manière de voir. Comme l'a dit, en effet, avec raison, un praticien distingué,

M. Lefoulon (1), « Pour réussir en quoi
« que soit, il faut au besoin pouvoir
« mettre la main à l'œuvre et avoir as-
« sez d'activité et d'amour de son art
« pour le faire souvent. C'est le simple
« bon sens qui nous indique un pré-
« cepte que nous nommerons trivial. En
« toute chose, pour devenir maître, il
« faut avoir été apprenti. Le public,
« qui en cela est le meilleur juge que
« nous puissions invoquer à l'égard de
« notre dire, lorsqu'il fait l'éloge d'un
« bon dentiste, ne manque jamais d'a-
« jouter qu'il construit ses dentiers lui-
« même. Ainsi donc, avant d'embrasser
« cette profession, il faut bien consul-

---

(1) Traité de l'Art du dentiste. 1 vol. in-8.

« ter ses goûts, ses aptitudes et avoir
« acquis la conviction qu'on est doué
« d'une habileté naturelle en fait de
« conceptions mécaniques. »

EXPLICATION

DES

PLANCHES.

Planche Première.

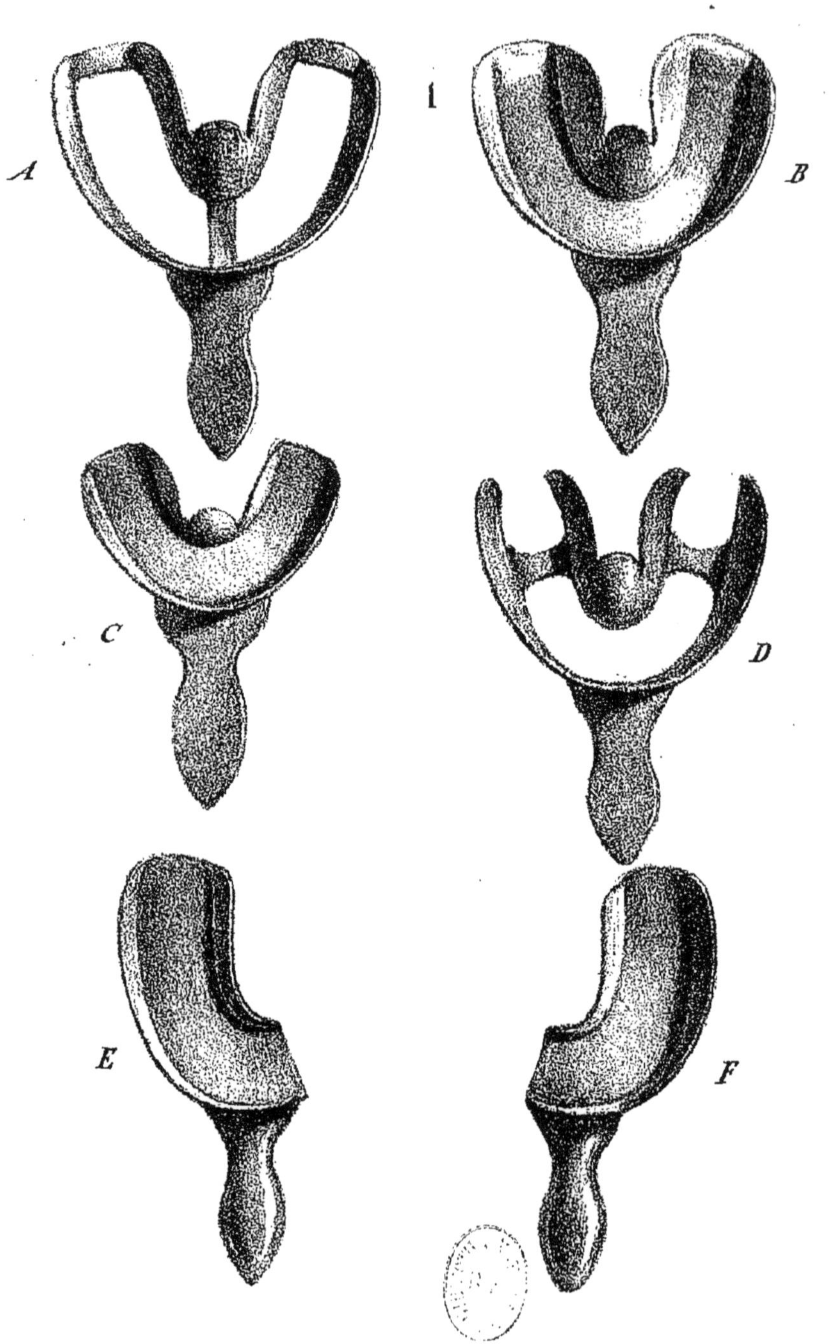

PLANCHE PREMIÈRE.

Fig. 1. A. PORTE-EMPREINTE *pour prendre toutes les dents*, lorsqu'elles sont chancelantes ou sorties des alvéoles.

Fig. 1. B. *Porte-empreinte pour prendre toutes les dents*, lorsque, restées dans la bouche, elles conservent leur position normale.

Fig. 2. A. *Porte-empreinte pour prendre de six à huit dents supérieures ou inférieures.*

Fig. 2. B. *Porte-empreinte pour prendre de six à huit dents supérieures ou inférieures* pour les dents déviées ou chancelantes.

Fig. 3. A. *Porte-empreinte* pour les dents du côté gauche.

Fig. 3. B. *Porte-empreinte* pour les dents du côté droit.

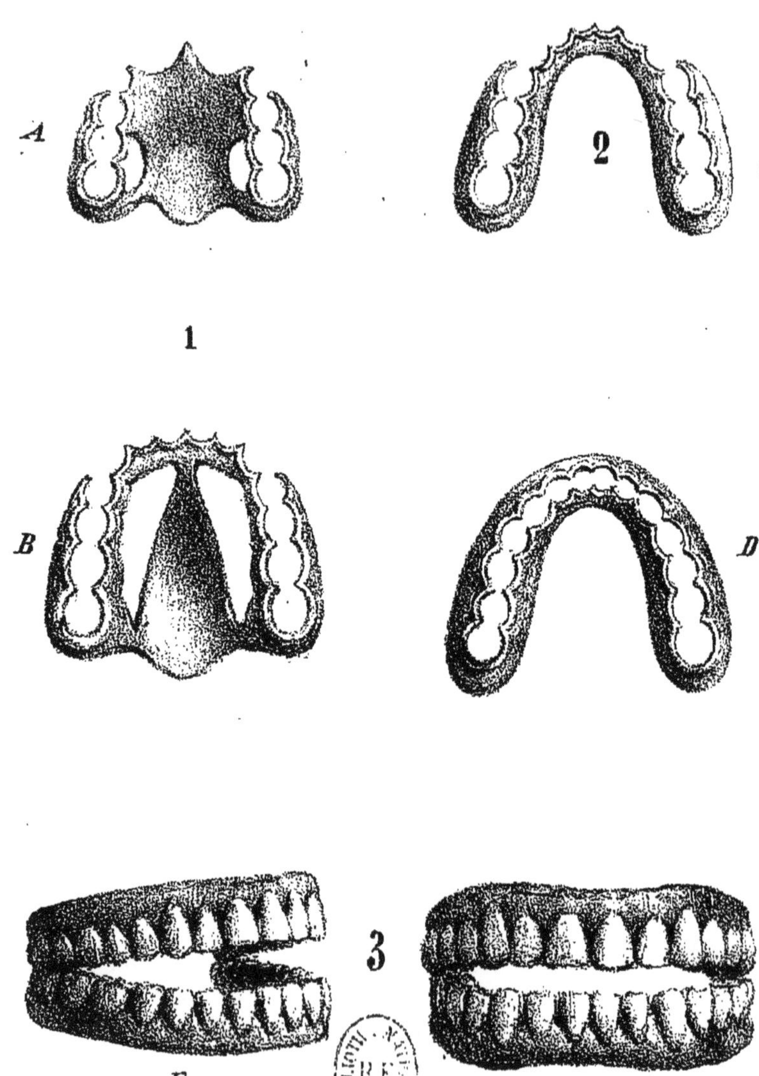

PLANCHE DEUXIÈME.

Fig. 1.   *Régulateur* ou appareil pour les difformités dentaires.

Fig. 2. A. *Dentier* partiel de la mâchoire inférieure avec gencives.

Fig. 2. B. Le même de la mâchoire supérieure.

Fig. 3.   *Demi-râtelier* complet fixé par la seule pression atmosphérique.

Fig. 4.   *Pièce artificielle*, destinée à remplacer les incisives et les canines et maintenue sans liens ni ligatures.

Fig. 5. A. *Dentier partiel* destiné à maintenir et consolider les dents chancelantes.

Fig. 5. B. *Dentier partiel* fixé sans *crochets*, ni extraction de racines.

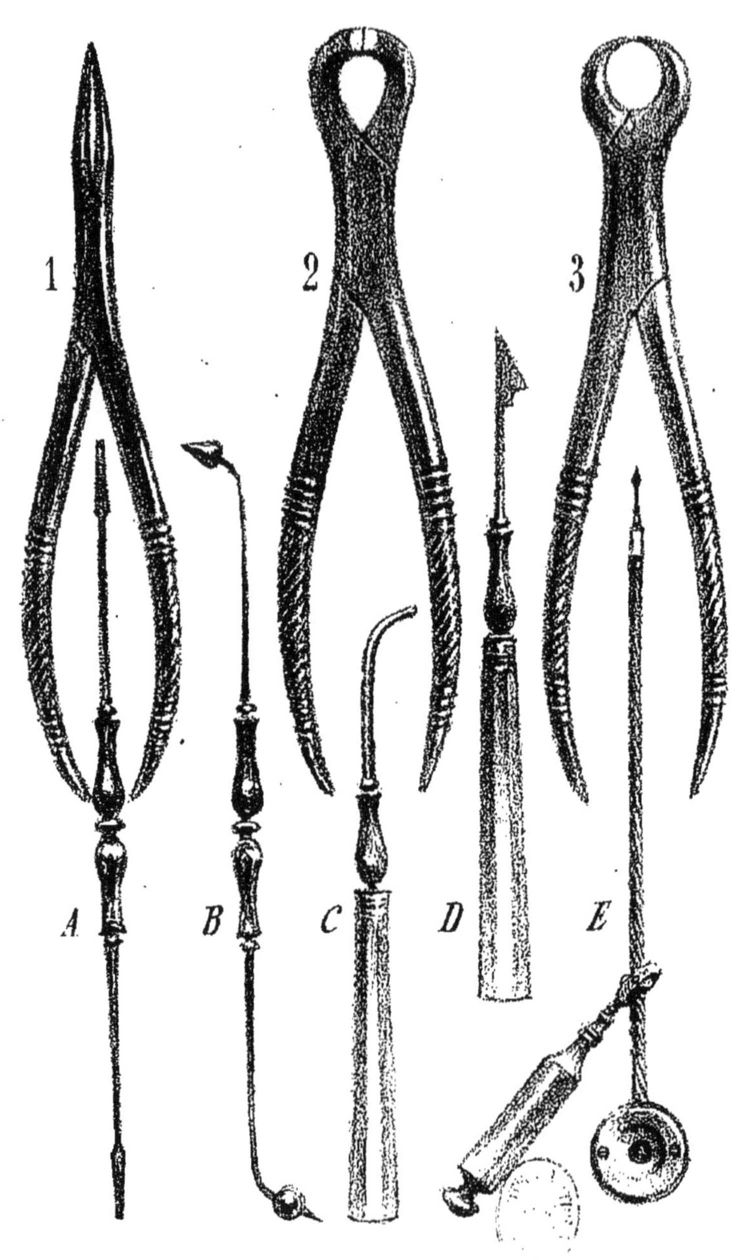

Planche Troisième.
1
2
3
A
B
C
D
E

PLANCHE TROISIÈME.

Série d'instruments nouveaux pour l'embaumement et l'obturation des dents malades ou cariées.

———

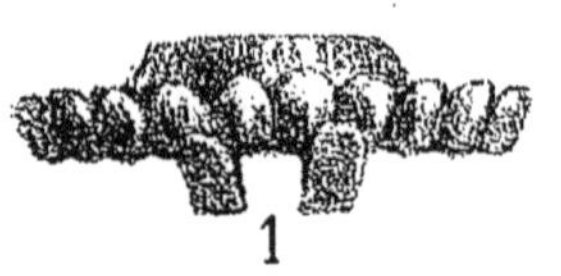

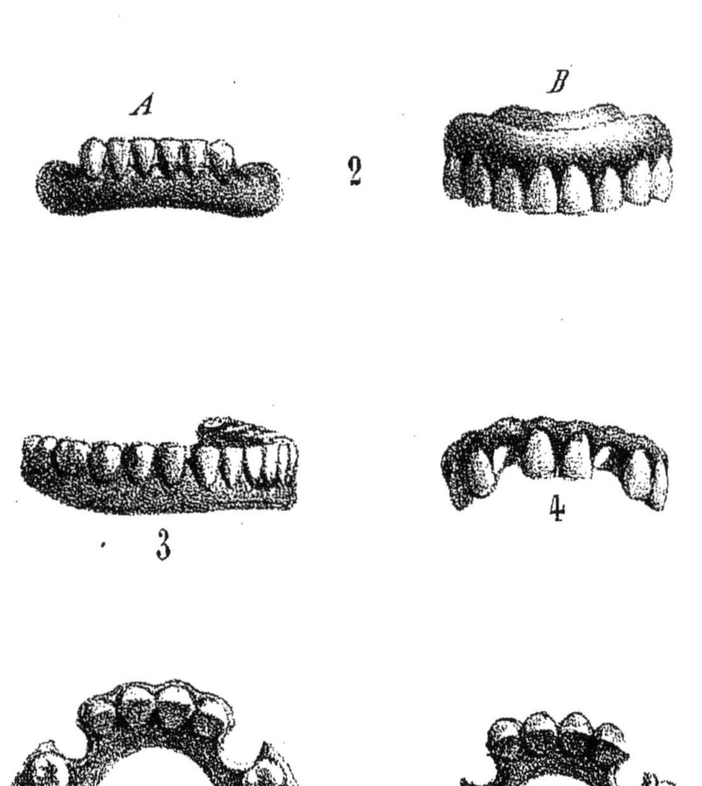

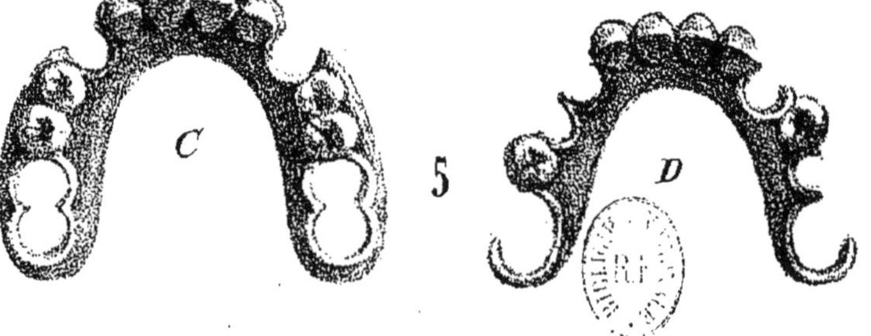

PLANCHE QUATRIÈME.

Fig. 1. *Obturateur* du palais.

Fig. 2. *Appareil* partiel pour consolider les dents vacillantes.

Fig. 3. *Obturateur* de la voûte palatine.

Fig. 4. *Appareil* complet pour raffermir les dents chancelantes.

Fig. 5. *Râtelier* à succion tenu sans liens, fils, crochets, ressorts.

Fig. 6. Râtelier à succion tenu sans liens, fils, crochets, ressorts, avec fortes gencives.

TABLE DES MATIÈRES.

⟡

PREMIÈRE PARTIE.

CHAPITRE I.

CHAPITRE II.

CHAPITRE III.

⁃⊙⊙⁃

DEUXIÈME PARTIE.

CHAPITRE I.

CHAPITRE II.

CHAPITRE III.

CHAPITRE IV.

CHAPITRE V.

CHAPITRE VI.

PLANCHES.

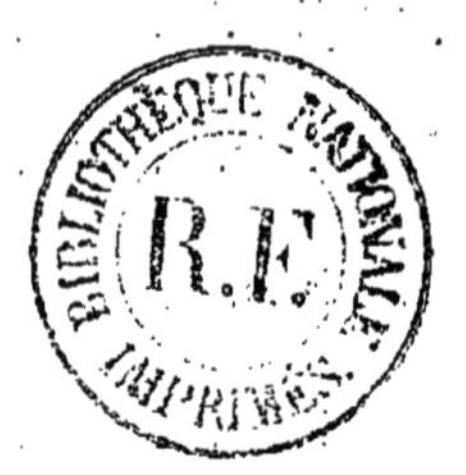

9 782019 254667